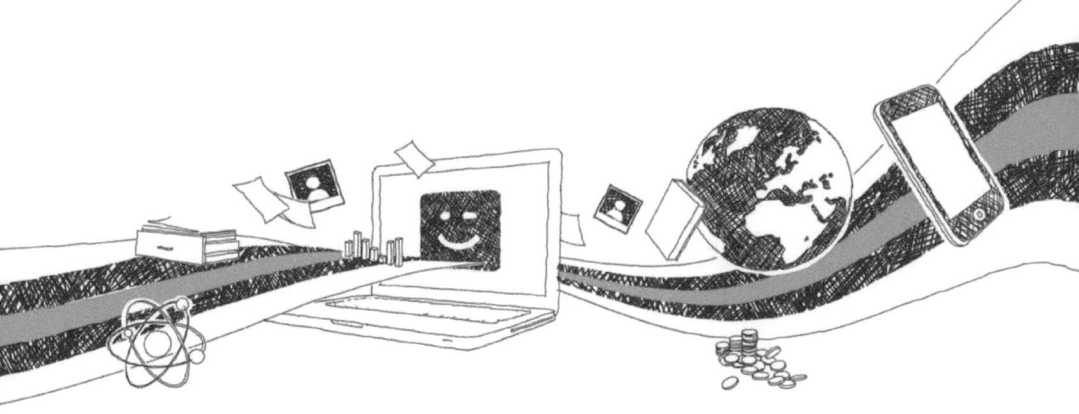
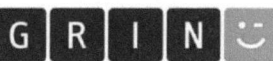

Bibliografische Information der Deutschen Nationalbibliothek:

Die Deutsche Bibliothek verzeichnet diese Publikation in der Deutschen National-
bibliografie; detaillierte bibliografische Daten sind im Internet über http://dnb.d-
nb.de/ abrufbar.

Impressum:

Copyright © 2017 GRIN Verlag, Open Publishing GmbH
Druck und Bindung: Books on Demand GmbH, Norderstedt Germany
ISBN: 9783668575141

Dieses Buch bei GRIN:

http://www.grin.com/de/e-book/380972/was-ist-wahr-was-ist-falsch-das-dilemma-
des-demenzpatienten-in-der-wahrnehmung

Rainer Heide

Was ist wahr, was ist falsch? Das Dilemma des Demenzpatienten in der Wahrnehmung der Außenstehenden

GRIN Verlag

Was ist wahr, was ist falsch?

Das Dilemma des Demenzpatienten in der Wahrnehmung der Außenstehenden

Dipl.Biol. Rainer Heide, Apotheker

Was ist wahr, was ist falsch?

Das Dilemma des Demenzpatient in der Wahrnehmung der Außenstehenden I

Eine theoretische Betrachtung
Dipl. Biol. Rainer Heide, Apotheker

Einführung

In Deutschland leben z.Zt. ca. 1.4 Mio Patienten mit Erkrankungen aus dem dementiellen Formenkreis. Die Erstdiagnose wird ungefähr im Alter von ca. 75 Jahren gestellt.

So unterschiedlich wie auch wir Menschen sind, so unterschiedlich stellen sich die Symptome der Demenz für den Betrachter dar und so unterschiedlich sind auch die Verläufe und die Symptomatiken dieser Erkrankungen.

Ursachen

Bei den Demenzen unterscheidet man sehr viele verschiedene Arten, die ihre Herkunft in unterschiedlichen pathologischen Kausalitäten haben.

Neben der Alzheimer Demenz kennt man z.B. noch die vaskulären Demenzen, Levy Body Demenz, Parkinson Demenz, Korsakow Demenzen (Dt. Alzheimer Gesellschaft) etc.

So unterschiedlich wie diese Formen sind auch die vermuteten Ursachen.

Man schließt zum einen aus der symptomatischen Klinik auf die entsprechende Pathologie oder aus zusätzlich bildgebenden Verfahren (sh. dort).

Die möglichen Ursachen einer Neurodegeneration reichen vom Alter grundsätzlich als eine der Hauptursachen über z.B. die Anreicherung von neurofibrillären Strukturen (Amyloid Plaques, Tau und A- Proteine über familiär vererbten Ursachen und intracerebrale Entzündungsprozesse (auch immunologisch bedingt) bis zu Depressionen, Parkinson oder Alkohol (sh. Parkinson bzw. Korsakow Demenz) aber auch Operationen mit Anästhesie. *(13 Cherbuin et al 2015, 14 Reich et al 207; 15 Richartz-Salzburger et al 2010; 16 Baloyannis 2015; 17 Tang et al 2011, 18 Wyss-Coray et al 2011)*

Eine alleinige kausale Ursache für die z.B. Alzheimer Demenz ist bis heute aber abschließend nicht feststellbar. *(Konietzko, 2015)* Offensichtlich sind die Demenzen in ihrer Vielfalt an Symptomen durch eine ebenso großen Vielfalt an Ursachen bedingt.

Diagnostik

Da sich diese Erkrankungen faktisch erst postmortem im Schnittbild des mortalen und erkrankten Gehirnes sachlich feststellen lassen (s.u.), ist jede

Diagnose vorher eine Diagnose, die mit klassischen psychiatrischen und psychologischen Methoden festgestellt wird und also am Dilemma einer ausschließlich an der Symptomatik orientierten Diagnostik leidet.

Das philosophische Problem der Diagnostik in der Psychiatrie stellt sich hier also in noch größerem Maße dar.

Nach Stieglitz (2008) ist ...*Psychiatrische und Klinische Diagnostik ist im Wesentlichen eine Diagnostik, die unterschiedliche Ebenen im Sinne eines multimodalen Ansatzes berücksichtigen muß. Der biologischen Datenebene kommt eine besondere Bedeutung zu, sie ist jedoch im Hinblick auf die Diagnostik psychischer Störungen am wenigsten elaboriert. Bisher lassen sich für die meisten psychischen Störungen kaum eindeutige bzw. nur inkonsistente Beziehungen zwischen psychischen und biologischen Phänomenen nachweisen, die eine hinreichend zuverlässige Erstellung einer Nosologie (Krankheitslehre) ermöglichen bzw. die Möglichkeit einer Diagnosestellung erlauben."*

Und weiter führt T. Fuchs 2010, aus:

„Je objektiver die Aussagen, die der Psychiater über das Erleben von Personen gewinnen will, indem er es in messbare Einzeldaten oder physiologische Begleiterscheinungen zerlegt, desto mehr entfernt er sich von der subjektiven Perspektive, aus der sie erlebt werden. ..

sowie: „Psychische Störungen sind demnach nicht rein objektiv, ..."

Die heute möglichen bildgebenden Verfahren leisten hier in der unterstützenden Diagnostik einen unerlässlichen und immanenten Beitrag. Gleichwohl ist die Interpretation der Befunde auch nur eine Facette der Indizien, um ein vollständiges Bild einer Erkrankung zu bekommen. Die faktischen Ergebnisse moderner bildgebender Verfahren lassen nur einen hinreichenden Schluss auf mögliche symptomatische Folgen zu, aber keinen notwendigen.

„Eine sichere Diagnose neurodegenerativer Demenzerkrankungen kann nur mittels post mortem histopathologischer Evaluation des Gehirngewebes erfolgen. Es ist akzeptiert, dass die pathologischen Veränderungen Jahre bis Jahrzehnte vor Beginn der klinischen Symptomatik einsetzen. Der Nutzen

klinisch-neuropsychologischer Maße für die frühe Diagnostik dieser Erkrankungen im vor- oder geringsymptomatischen Stadium ist somit limitiert. Die zum Teil deutliche symptomatische Überlappung unterschiedlicher Demenzerkrankungen erschwert zusätzlich die klinische Differenzialdiagnostik. Insbesondere neue Therapieansätze machen aber eine frühe und zuverlässige Differenzialdiagnose immer wichtiger, was den Bedarf an geeigneten Biomarkern unterstreicht. Hier sollen zwei Verfahren der molekularen und funktionellen Bildgebung behandelt werden, die vielversprechend und gut evaluiert sind: Die FDG-PET (Positronen Emissions Tomografie) als Marker der regionalen neuronalen Dysfunktion. Und die Amyloidplaquebildgebung mittels moderner PET-Tracer wie dem PIB. Deren Wertigkeit in der Früh- und Differenzialdiagnostik sowie für die Patientenselektion für Therapiestudien und für eine objektive Therapiekontrolle wird diskutiert." (Drzezga 2009)

Die Intention dieser Arbeit unterscheidet sich von vielen Arbeiten zum Thema Selbsbestimmheit und Demenz („Demenz und Selbstbestimmung", Dt. Ethikrat 2012, Dewald 2013 etc pp).

Das Ziel der vorliegenden Schrift ist hierbei der Betrachter, nicht der Erkrankte. Es geht um die Diskussion:

> **wie** nehmen wir Außenstehenden den in unterschiedlichen Phasen Erkrankten war
>
> **was** schließen wir aus Äußerungen etc.
>
> **welche** Konsequenzen in kommunikativer und handelnder Relevanz entstehen.

Diese Gedanken sind also hinführende Gedanken zur Beispielfrage:
Kann ich den wahren Kern der Aussage eines an Demenz Erkrankten erkennen und wenn ja, wie?
Diese Erkenntnis hilft dann z.B. u.U. die Selbstbestimmung eines Patienten umzusetzen. Die erwähnten Diskussionen zur Selbstbestimmung bei hilfebedürftigen Personen führen insofern in die Irre, als mit dieser Diskussion der Begriff „Selbstbestimmung" in der Zielsetzung für eine andere Person ja ad absurdum ist. Wir können „Selbsbestimmung" nur deskriptiv beurteilen.

Die prospektive Diskussion über Selbsbestimmung einer anderen Person ist nicht möglich, ohne genau die Selbstbestimmung dieser Person zu unterlaufen.

1. Der Verlauf der Demenz in der Wahrnehmung

Die Erkrankung eines an Demenz erkrankten Patienten verläuft im Normalfall über viele Jahre unauffällig, da sich die Mehrheit der Symptome schleichend einstellen.

Viele Patienten sind in der Lage, über viele Monate und Jahre unter zunehmender Vermeidung anscheinend nicht notwendiger Alltagspraktiken, die für sie als Person relevanten und prägenden Verhaltensmuster und Alltagspraktiken aufrechtzuerhalten. D.h., das Bemerken von ersten Schwächen stellt sich mitunter für den Betrachter erst nach einem langen Zeitraum ein.

Zumal die i.d.R. nächststehenden Personen, die Familie, diese ja auch schleichend erleben und von den normalen Alterserscheinungen nicht leicht differenzieren können. Da jeder demente Patient ja eine eigenständige Person mit einem Lebens- und Charakterbild darstellt, sind auch Vergleiche, die sich nicht auf klassische Testverfahren zurückführen lassen, kein Erkenntnisgewinn.

D.h. subjektive Vergleiche (interpersonell) bringen keinen Erkenntnisgewinn. Lediglich die Anwendung klinisch-psychiatrischer Testverfahren können einen relativ objektivierbaren Erkenntnisstand erzeugen. Zu den Problemen der Diagnostik wurde oben schon Stellung genommen.

Ungebrochener Krankheitsverlauf

Man kann bei den Krankheitsverläufen dementieller Erkrankungen einen schleichenden, ungebrochenen Verlauf beobachten, der erst im Versagen der letzten, mühsam erhaltenen Alltagsstrukturen oder körperlicher Gebrechen sich so massiv äußert, dass dann eine medizinische Intervention auch für den Außenstehenden unumgänglich erscheint.

Dieses stellt sich z.B. als Inkontinenz oder Stürze dar oder aber das massive Nichterinnern, sprachliche Probleme (Aphasien z.B.) oder Orientierungsstörungen.

In dieser Situation wird auch allen Laien klar, dass ein dringender Handlungsbedarf besteht, um dem Patienten auch weiterhin in geschütztem Rahmen einen adäquaten und krankheitsgerechten Lebensabschnitt zu ermöglichen.

Die Frage nach einem adäquaten Umfeld wird sich erst dann stellen, wenn z.B. Angehörige, die die Pflege bisher übernommen haben, sich aus eigenen Gründen nicht mehr in der Lage sehen, diese fortzusetzen.

Dieses ist in vielen familiären Strukturen aber schon mit dem physischen und psychischen Zusammenbrechen der Hauptpflegeperson gleichzusetzen, da die Erwartungshaltung sowohl aus dem familiären als auch aus dem gesellschaftlichen Umfeld für eine Pflege innerhalb des häuslichen Umfeldes sehr groß ist, manchmal zu groß ist.

Der Schritt zur professionellen stationären oder ambulanten Pflege stellt für viele familiär Pflegende noch einmal eine weitere große emotionale Belastung dar.

Die Übertragung einer eigenen Pflegeleistung gegenüber dem Patienten durch den Angehörigen an eine professionelle Pflegeinstitution wird mitunter die subjektive Schuld, aus der heraus ja oftmals eine Pflegesituation initialisiert wurde, verstärken. Häufig gestaltet sich die primäre Pflegesituation im familiären Umfeld nicht durch rationale Diskussionen und die Auswahl der optimalen Pflegestruktur, sondern durch situative Entscheidungen, die oft durch familiäre psychosoziale Situationen begründet und gesteuert sind. (Empfehlungen zum Umgang mit Schuldgefühlen von Angehörigen bei der Betreuung und Pflege von Demenzkranken, 2007)

Gebrochener Krankheitsverlauf

Anders stellt sich die Situation im Krankheitsverlauf bei einem gebrochenen Verlauf dar.

Hat der an Demenz erkrankte Patient während der langsam verlaufenden ersten Krankheitsphase ein weiteres oder weitere traumatische Ereignisse, die z.B. auch einen Krankenhausaufenthalt nach sich ziehen, so stellt sich die Situation völlig anders dar. Solche Ereignisse können Operationen oder körperliche Erkrankungen sein, es können aber auch Dehydrierung oder eine belastende emotionale Situation der Auslöser sein.

Die normale, körperliche und psychische Situation leidet unter dieser Stresssituation – und beginnt zu zerbrechen.

Diese Einbrüche äußern sich z.B. durch ein Delir oder durch starke und schnelle Ausfallerscheinungen in bestimmten Wahrnehmungs- und Verhaltensbereichen z.B. nach Schlaganfällen.

Natürlich ist für den außenstehenden Laien auch hier nachvollziehbar, dass die akute Krankheit oft stationär im Krankenhaus behandelt werden muss.

Nach der Akutphase beobachten wir aber nun Folgendes:

Der Patient leidet an einer sich prospektiv verschlechternden neurodegenerativen Erkrankung, die bisher vom Umfeld noch nicht als solche wahrgenommen und also durch und für den Erkrankten bisher auch nicht diagnostiziert wurde.

Der Akutfall wird behandelt und in der Besserung beobachtet man weiterhin generelle oder sich später auch nur noch punktuell darstellende Verhaltens- und Kognitionsdefizite.

Da diese bisher so nicht bemerkt worden sind, wird die Ursache dafür, nicht ganz unlogisch, im traumatischen Ereignis gesucht. Unterstellend, dass das traumatische Ereignis aber nicht der kausale, auslösende Faktor war, sondern nur der Verstärker, wird klar, dass hier die Kette fehlerhafter Interpretationen seitens des Laien beginnt.

In der weiteren körperlichen Besserung und der zunehmenden geistigen Vigilanz (Wachheit) fällt der Patient sehr schnell wieder in das alte Verhaltensmuster, der Umwelt und den bekannten Menschen ein besseres Bild seiner selbst darzustellen.

Unter Zuhilfenahme sämtlicher letzter Kraftreserven versucht der Patient oft, für den außenstehenden Betrachter eine –seine- alte Normalität zu inszenieren.

Dieses Verhalten ist aus Sicht des Erkrankten nachvollziehbar, da die fehlende Inszenierung den drohenden Verlust der eigenen Persönlichkeit deutlich machen würde.

Der Betrachter findet im rekonvaleszenten Patienten nun viele bekannte Verhaltensmuster wieder und betrachtet diese Phänomenologie als real, als gesund oder zumindest genesend.

Da dem Betrachter aber andere Vergleiche fehlen, nimmt er den Zustand und damit auch den inszenierten Zustand als wahr an. Der Betrachter und selbst der Fachmann, ist nicht oder nicht vollständig in der Lage, die Verhaltenssituation vor, während und nach einem traumatischen Ereignis eines Patienten mit Demenz akkurat zu trennen.

Dies wird auch immer wieder an der anamnestischen Historie deutlich, die unter der Erkrankung eines Patienten durch Angehörigen etc. immer wieder korrigiert werden muss, da vorherige scheinbar zufällige Beobachtungen nun auf einmal das Krankheitsbild passend ergänzen.

D.h. für den Außenstehenden, in das Krankheitsgeschehen nicht involvierten Betrachter, stellt sich die Behandlung und Versorgung eines solchen posttraumatischen Patienten zunehmend mehr als inadäquat dar.

Dieses Problem trifft den Fachmann aus einer anderen Perspektive, da er nun das Problem hat, vom traumatischen Zustand ausgehend eine Verbesserung unter gleichzeitig voranschreitender Verschlechterung der neurodegenerativen Grunderkrankung festzustellen und daraus Betreuungs- und Versorgungsempfehlungen abgeben soll.

Dieses Dilemma wird weiter erschwert durch die Tatsache, dass der Laie keinerlei objektiven Rahmen und Erfahrungen hat, auf Grund derer er den Erkrankten und dessen Verhalten bewerten und beurteilen kann. Ihm stehen lediglich subjektive und veränderliche historische Rahmen und Erfahrungen zur Verfügung, die er prospektiv in die Zukunft verlängert und an anhand derer er die Entwicklung einer Person prüfen könnte.

Er wird also lediglich aus dem ihm dargebotenen inszenierten Verhalten des Erkrankten seine Schlüsse ziehen und daraus Handlungsempfehlungen ableiten. Das diese subjektiven Schlüsse auf einer phänomenologischen Grundlage keinerlei Substanz besitzen können, ist naheliegend. Eine Abstraktion auf der Grundlage vorhandener Fakten ist den meisten Laien nicht oder nur sehr schwer möglich, da ihnen Kenntnisse und Erfahrungen in der Beurteilung der Erkrankung fehlen.

Diese inadäquaten Schlussfolgerungen, die daraus gezogen werden, bewirken oftmals einen hohen emotionalen Druck bei den Personen, denen in der direkten Arbeit mit dem Erkrankten oftmals eine Fehlerhaftigkeit in ihrem Tun unterstellt wird – seien es Laien oder Fachleute. (sh.3.)

2. Persönlichkeit, Infantilisierung und Verantwortung

Der demente Patient erleidet während seiner Erkrankung einen zunehmenden Verlust dessen, was wir als seine historische Persönlichkeit definieren. So wie dem heranwachsenden Kind seine Persönlichkeit heranreift, so verliert der demente Patient diese langsam.

Der englische Philosph Locke (1632-1704) (1) definiert eine Person als ein *„denkendes, verständiges Wesen, das Vernunft und Überlegungen besitzt und sich selbst betrachten kann"*[1].

Kant (2) begründet die Person und die ihr zugehörige Würde als Ausdruck der *„eigenen Vernunft, die uns zur Selbstbestimmung fähig macht"*.

Martin Buber (1979)(19) definiert die menschliche Existenz im Kontext zu anderen Menschen: *„Nicht durch ein Verhältnis zu seinem Selbst, sondern nur durch ein Verhältnis zu einem anderen Selbst kann der Mensch selbst werden"* Hieraus leitet sich natürlich sofort die Frage ab, was geschieht, wenn der Mensch kein oder ein abnehmendes Verhältnis oder zumindest ein sich veränderndes Verhältnis zu anderen Menschen zeigt, was ja im Kontext dementieller Erkrankungen ebenso durchaus zu beobachten ist?

Gleichzeitig, und ohne aus dem vorgenannten die Schlussfolgerung ziehen zu wollen, dass es sich bei einem Patienten mit Demenz um Patienten handelt, die an „Wert" verlieren, die nicht *„denselben Anspruch auf Leben haben"*(sic), habe diese Patienten ihre ihnen immer noch innewohnenden Würde und Persönlichkeit.

Kant in der Grundlegung zur Metaphysik der Sitten (1785): " Nun sage ich: der Mensch, und überhaupt jedes vernünftige Wesen, existiert als Zweck an sich selbst, nicht bloß als Mittel....."

Thomas Fuchs (Smith 2013) führt in dieser Diskussion den Begriff der „Leibphenomenologie" ein, der die Leiblichkeit, in diesem Sinne auch Körperlichkeit, mit den geistigen Eigenschaften vereint. Und es kommt im Verlauf der Demenz zu einer Verschiebung aus der Vernunftebene in die körperliche und emotionale Ebene. Man spricht hier z.B. auch vom zunehmenden Leibgedächtnis (Rösler, 2002), da sich Lerneffekte weniger im Kognitiven und mehr im Körperlichen realisieren lassen. So zeigt sich, dass unabhängig jedweder Erkrankung der Wert des Menschen an sich existiert.

Dieser kurze Exkurs in die Philosophiegeschichte soll die Diskussion dieses Punktes unterstützen.

Sowohl beim heranwachsenden Kind und Jugendlichen als auch beim Patienten, der eine neurodegenerative Erkrankung hat, finden wir nicht mehr oder noch nicht die vollständige Verantwortung für sein Tun.

Beim Kind und Jugendlichen zeigt uns dies allein beispielhaft das Recht, das sehr wohl zwischen Jugendrecht mit eingeschränkter eigener Haftbarkeit und dem Erwachsenenrecht mit voller Haftbarkeit unterscheidet.

Beim dementen Patienten verhält es sich anders, da er ja aus einer vollständigen Erwachsenpersönlichkeit heraus erkrankt und sukzessive, als Folge der Erkrankung, die Möglichkeiten der vollen Verantwortung für und über sein Tun verliert.

Der US-Philosoph Jeff McMahan von der Rutgers Universität in New Brunswick spricht daher von einer Entwicklung hin zu einer „Post-Person". [3]

Wie auch immer man diese Frage weiter diskutiert, wird man feststellen, dass mit zunehmender Erkrankung des Demenzpatienten eine Infantilisierung seiner Person einhergeht. Das meint z.B. den somatischen Prozess, an dessen Ende der Patient ebenso wie ein Baby, vollständig gepflegt, gewickelt und gefüttert werden muss.

Am Lebensende stellt sich dieses Krankheitsstadium für uns als aussenstehende Betrachter genauso dar wie am Lebensbeginn. Das gleiche gilt auch für die kognitive Entwicklung, nur hat hier der alternde Patient gerade am Anfang noch die Möglichkeit, aus seinem Erfahrungsschatz heraus, Fehler und Lücken im Verhalten auszugleichen. Das kann der Jugendliche nicht, da er diese Erfahrung erst erlernen will. Das heißt, der Begriff „Infantilisierung" trifft das Geschehen nicht vollständig.

Beim Kind und Jugendlichen erwarten wir Fehler, die lernend korrigiert werden; eine Persönlichkeit mit der oben beschrieben Eigenverantwortlichkeit reift heran. Wir verzeihen Fehler im Rahmen des Lernprozesses.

Beim dementen Patienten nun müssen wir das Bild des Erwachsenen korrigieren –ständig- und vor allem nicht mehr mit einer positiven Erwartungshaltung wie beim Heranwachsenden, sondern mit einer zunehmend negativen Erwartung, deren Ende wir nicht erahnen können. Wir müssen aber eine Entwicklung ähnlicher Verhaltensmuster wie beim Heranwachsenden erwarten – Affektlabilität, Spontaneität, Egoismus etc.. Viele sozial erlernte Verhaltensmuster, die den Heranwachsenden zunehmend prägen, reduzieren sich oder verschwinden ganz - Empathie, Altruismus etc.

Grundsätzlich hat diese Diskussion hier aber nichts mit der Frage nach dem Wert einer Person zu tun. Die Würde und den Wert des Lebens hat ein Neugeborenes ohne jede Frage genauso wie ein alternder Erwachsener. Nur unsere Wahrnehmung und unsere Ansprüche werden bei beiden Personengruppen andere sein, als beim an Demenz erkrankten Erwachsenen.

Wir müssen im Umgang mit dementen Patienten also lernen, unsere Wahrnehmung zu verändern, anzupassen.

Das was vor einigen Wochen noch eine nachvollziehbare, verantwortbare Handlung war, kann nach dieser Zeit schon eine unerklärliche, wunderliche Handlung sein. Wir aber sehen das Unerklärliche, Wunderliche noch als Phänomen der Exzentrik des Alters und nicht als Ausdruck einer pathologischen Entwicklung neben der natürlich auch weiterhin existierenden Exzentrik des Alters. Diese Entwicklung macht es den meisten Laien sehr schwer, den richtigen Umgang mit Demenzpatienten zu finden. Fürsorglichkeit oder gar Überfürsorglichkeit führt zu Entmündigungsgefühlen beim Patienten; Überantwortung von Verantwortung kann zu Stress oder Überforderungsgefühlen beim Patienten führen. Die Frage, was der Patient eigentlich will, lässt sich ebenso wie beim Heranwachsenden nicht klar beantworten.

Der Betrachter, der im Erkrankten den immer noch seiner Handlung verantwortlichen Erwachsenen sieht, wird ein paar Abstriche machen, aber die Verantwortlichkeit und die Wünsche danach beim Patienten belassen. Der Betrachter, der Patienten zu stark pathologisierend betrachtet, droht dem freien Willen des Patienten zuwider zu laufen. Da aber oft nicht eindeutig und klar ist, was der freie Wille des Patienten ist, sind Interpretationsmöglichkeiten in alle Richtung Tür und Tor geöffnet. Einer adäquaten Versorgung des Patienten wird das aber nicht dienlich sein.

3. Dilettantismus und das Wissensproblem

Im Umgang mit Demenzpatienten besteht das große Problem, dass wir als Außenstehende nicht wissen, wie genau es dem Demenzkranken geht, was er denkt, was er fühlt. Die Äußerungen, die uns vom Erkrankten entgegengebracht werden, sind zunehmend weniger Ausdruck seines verantwortlichen Seins.

Da die Realität des Erkrankten sich verändert, verändert sich die Wahrnehmung unserer Welt durch den Erkrankten und die Verarbeitung dieser Information und die Rückinformation an uns.

Weiß der Patient, wie es ihm geht und kann es nur nicht entscheidend kommunizieren oder weiß er es nicht und könnte es formulieren?

D.h. wir können und dürfen die Information, die uns der Erkrankte zuteil werden lässt, mit zunehmender Erkrankung nicht mehr als ausschließliche Äußerung seines Willens nehmen, sondern müssen diese Äußerungen im Kontext der Entwicklung, des Umfeldes und des Stadiums der Erkrankung betrachten. Das macht es dem Laien nahezu unmöglich und auch dem Fachmann sehr schwer herauszufinden, was wirklich situativ vom Erkrankten gewünscht wird.

Außer körperlichen Bedürfnissen wird die Erfüllung anderer Bedürfnisse stark durch diese retrospektive Betrachtung geprägt sein müssen.

Es gibt daher immer weniger die Möglichkeit von außen einzuschätzen, was ist richtig, was ist falsch, was ist wahr, was nicht. Die Realität des Erkrankten und deren Ausdruck entfernen sich immer weiter von der realen Welt.

In dieser ihm eigenen pathologischen Realität gelten für den Erkrankten andere Werte und Maßstäbe. Es wird mehr und mehr seine eigene Welt, die nur er kennt und in die kein anderer Mensch Einblick erhält, in die sich auch kein Einblick mehr gewinnen lässt. Mithin verbietet sich jede Beurteilung dieser Welt, die wir durch Beschreibungen erfahren. Wir können nur versuchen, durch die wenigen Fenster ein Bild dieser Welt zu gewinnen und dem Erkrankten dadurch im Verständnis eine etwas vertrauensvollere Umgebung zu schaffen.

Erleichterung schaffen u.U. die rationalen diagnostischen Techniken, Testverfahren, validierte Vergleiche, etc. die es ermöglichen, ansatzweise solch ein Fenster auf die wahre Erkrankung zu schaffen.

Um mit Kant zu sprechen: Eine Beurteilung analytisch, a priori, ist hier nicht möglich. Sie ist in den Humanwissenschaften grundsätzlich im Prinzip nicht möglich. Es gibt nur die Möglichkeit der Beurteilung a posteriori, also anhand unserer Erfahrungen. Das macht die Beurteilung so unglaublich schwierig. Die oben genannten Diagnostikverfahren erlauben ansatzweise eine strukturierte, validierte und nachvollziehbare Bewertung und sind damit zumindest teilweise eine rationale Unterstützung in unserer empirischen, a posterioren Beurteilung.

4. Fazit

Aus den vorgesagten Kapiteln erschließt sich die Schwierigkeit im Umgang mit Patienten, die an Erkrankungen aus dem dementiellen Formenkreis leiden.

Wie sollen wir nun kommunizieren?

Wichtig ist, die Patienten unabhängig von Ihrem Zustand, als Persönlichkeiten mit einer eigenen, reichen Geschichte zu betrachten.

Es gibt keine ultimative Lösung. Aber man könnte sich grundsätzlich an die Devise halten, so rational wie möglich und so empathisch wie nötig zu kommunizieren und zu handeln.

Jede nötigende Handlung, die den Patienten zu etwas veranlasst, sollte vermieden oder zumindest gründlich überdacht werden. Unabhängig der Erkrankung ist der Patient, solange kein Gericht anderes entschieden hat, Herr oder Frau seiner Handlungen – auch mit allen Konsequenzen, auch wenn uns Folgen der Handlungen als Außenstehenden nicht nachvollziehbar erscheinen.

Lediglich eine drohende Eigen- oder Fremdgefährdung kann zu Konsequenzen gegenüber dem Patienten führen, die Handlungseinschränkungen zur Folge haben können.

Die Beurteilung von Handlungen von professionellen Fach- und Pflegekräften durch Außenstehende sollte immer von einem nüchternen Standpunkt aus erfolgen und den Fachkräften die entsprechende Handlungskompetenz zuerkennen. Nur eine größtmögliche Rationalisierung und fachliche Distanz lassen häufig den richtigen Behandlungsweg erkennen, um daraus auch die entsprechenden Verhaltensoptionen abzuleiten. Diese Distanz lässt sich im privaten Rahmen kaum erreichen, weshalb es hier oft unabdingbar ist, professionelle Hilfe so zeitig wie möglich anzufordern.

Literatur

1. Locke, sic
2. IMMANUEL KANT: AA IV, 429
3. Jeff McMahan, Pete Smith, , 04.03.2013, Dt. Ärzte Zeitung „Verlieren Demenzkranke ihre Persönlichkeit?"
4. U. Diehl, 2/2000, Fundamenta Psychiatrica, Person und Personenwürde in der klinischen Psychiatrie
5. Stephan, Achim, 2000, Lexikon der Neurowissenschaften, Spektrum Akademischer Verlag Heidelberg, „Leib-Seele-Problem"
6. Dewald, Dominik, 2013, FHS Essen, GRIN Verlag, Selbstbestimmheit bei Menschen mit Demenz,
7. Drzezga, 2009, Nervenheilkunde, Schattauer Publishers, Klinischer Nutzen nuklearmedizinischer Verfahren in der Demenzdiagnostik
8. Fuchs, T. , Die Psychiatrie 4/2010 , Schattauer GmbH Philosophische Grundlagen der Psychiatrie und ihre Anwendung
9. Stieglitz, R.-D. , 2008, Kohlhammer GmbH Stuttgart, Diagnostik und Klassifikation in der Psychiatrie,
10. Kunzmann, Burkhard, 2015, dtv-Atlas Philosophie, DTV München
11. Empfehlungen zum Umgang mit Schuldgefühlen von Angehörigen bei der Betreuung und Pflege von Demenzkranken, 2007, Deutsche Alzheimergesellschaft e.V.
12. Konietzko, U.; 2015, Swiss Med Wkly Dec 23. , 145 Gains and losses on the road to understanding Alzheimer`s disease
13. Cherbuin,N, Kim, S, Anstey,K, 2015, BMJOpen Dec 21;5(12) Dementia risk estimates associated with measures of depression: a systematic review and meta-analysis
14. Reich, Afrno, Schulz, Jörg B., 2007, Zschr. für Gerontopsychologie &-psychiatrie, 20, pp 39-45 Entzündung und Alzheimer Krankheit
15. Richartz-Sazburger, E et al, 2010, Der Nervenarzt, July , Vol 81, Issue 7, pp 837-843 Vorzeitige Immunalterung: ein pathogenetischer Faktor bei Alzheimer-Demenz?
16. Balyannis, SJ, 2015, Hell JNucl Med, Dec, 18 Suppl 1:152 Brain capillaries in Alzheimer`s disease
17. Tang, Junxia X et al, 2011, Aneathesiology, Oct; 115(4):pp727-732 Human Alzheimer and inflammation biomarkers after anaesthesia and surgery
18. Wyss-Coray, Tony, Rogers, Joseph, 2011, perspectivesinmedicine, Advance Nov 15, doi 10.1101, CSHLP: Inflammation in Alzheimer Disease – A Brieff Review of the Basic Science and Clinical Literature
19. Buber, Martin, „Ich und Du", Lambert Schneider Heidelberg (1979)
20. Rösler, Alexander, 2002, Int.J. of Geriatrie, 17,1155

Mein Dank gilt besonders Dipl.Psych. Dorothee Blauert, Psychologin, Berlin und Prof. Dr. Thomas Köhler, Psychologe, Universität Dresden.

Zur Person:

Dipl. Biol. Rainer Heide, Apotheker

Studium der Biologie (Schwerpunkt Genetik, Pharmakologie) und Anthropologie in Jena, Halle, Ulm

Studium der Pharmazie an der Universität Erlangen

Klinische und ambulante Erfahrungen

Schwerpunkt Geriatric Care and Pharmacy

Vorstand Jenaer Demenz- und Informationsverein JeDI e.V.

Umfangreiche Referententätigkeit zu den Themen u.a.: Psychopharmaka, Reduktion freiheitsentziehender Massnahmen (Werdenfelser Weg, Pflegeinitiative Jena, Multimedikation, Palliativ Care, Geriatric Care etc.)

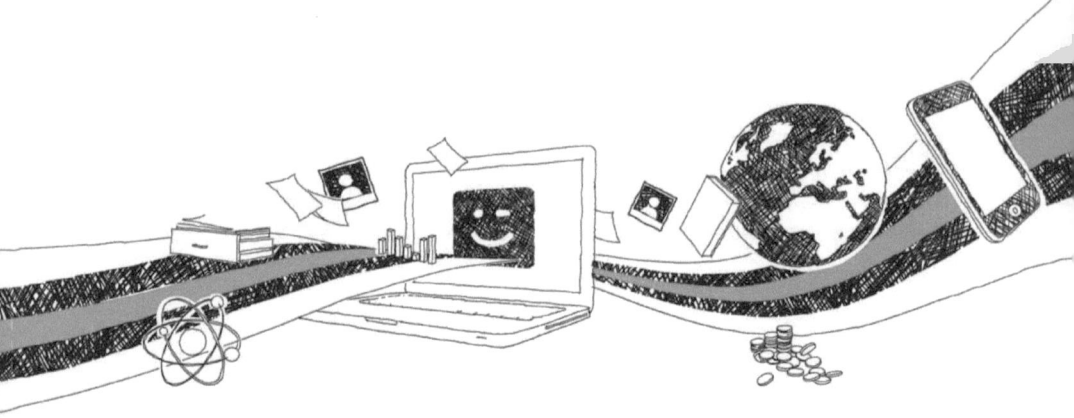
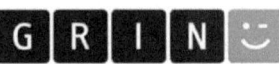